[q / lear]

[q / lear]

Dennis Hinrichsen

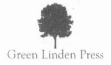

Green Linden Press

First Printing, 2019

ISBN: 978-0-9992263-3-9

Design: Christopher Nelson
Cover Art: *Flux* by Tricia Butski

Green Linden Press
208 Broad Street South
Grinnell, IA 50112

www.greenlindenpress.com

A portion of proceeds supports reforestation efforts.
Printed on recycled paper.

Contents

"The flesh-fly blow my mouth. Hear my soul speak."

—William Shakespeare, *The Tempest*

Prologue: [Q Considers Her Options // Antigone // No // Beatrice // No]

                —Q considers her options // Antigone // no //
Beatrice // no // Gertrude // no
—not even Cleopatra // much too late for that //
though *vain* // yes //

                           histrionic // yes //
                           sexualized //
                           once // *heroic* //

always

      *

                —& then an adding machine on fire in
her hands // imbued with perfume

                —she has gender-
swapped a year as Willie Lo[w]man
& keeps the books //
#moneyhers // dead end of the American Dream

      *

                                                            —she drinks // &

                                             smokes (but doesn't inhale) //

she blows it sideways // such *fat puffs* // then
rolls her full face back to mask & Hollywood shadow //
eyes vulnerable // moist

                                        —grievance roiling // television blasting away

[Q Tells Her First Child's Birth Story // in Blank Verse Because She Was Brave]

—Q tells her first child's birth story // in blank verse (because she was
brave) // in broken quatrains (to anyone
who *listens*)
—he is breach // it is hard // he is not // head & ass //
a fragile couplet // mass

$$\text{of flesh signifying } joy$$

—he is next man // what she has made // (*next harm*)
—but she *lives*
—she thinks him cordite // takes the needled sleep

$$\text{—elsewhere}$$

*

—in the father's
    arms // the *boy*

*

$$\text{—he will be thrown down}$$
$$\text{later // a frag-}$$
$$\text{mentation}$$
$$\text{bomb or crown}$$
$$\text{but for now // out of womb}$$

                                   & fusion // blood //

                              labor // his body *shines*

       *

      —& yet // it's hideous—the nub of penis like a

    worm // ring of

skin where they cut him //

tight crisp sack of the scrotum // pitted & edible like a fruit

—how easy // Q thinks // to eat the child

—it's play at first // toes in the mouth // fingers in the mouth // tip of

    an ear //

the flesh so pure & clean around the bone

she wants to incise it // hear

the *snap* //

because if jaw is happy // she is happy

& he is licking clean

                        —but she doesn't //

             she clips fat pins—the ones with ducks // blue

                            wings //

                      to folded cloth //

                sets him in the yard for the dog

                          to sniff

       *

—[SIGHTINGS] // Q in the night with the baby asleep //
Q with moonlight on her arms
—it's summer
& the boy is sipping air in pressing heat like an ornamental fish
—*milaria rubra*
—saliva bubbling // drying // on open mouth
—it's nothing
at first // then at her breasts when she rises to feed // his naked body
        cleaving

—night the wilderness
—her naked skin

        *

                —then blackout // lighting crossfade // sound
cue // *childchildchild*
                        gnawing at time

[Alzheimer's] [Raw Footage] [Early Afternoon]

for my grandmother

If we sit in a room near a curtain of rain
If I am a desert of memory & talc
A syringe underwater
If I am blossoming again but without scent
Beautiful because nothing's there
A piece of film blackening

*

I can stare // you
know // I am
good at staring //
I can stare
so long // say
at reeds under
water // or at
water over reeds //
or at the current
in both // the *aqua*
electrical // I can
feel that place

in me // with time // un-
folding //
in motion // perpetual //
motion // cut
from time // the
room // the day //
that spiraling
nest // like a heaven

     *

... but then *cut* and/or *blink* and/or *thirst* and/or *sun-on-the-wall-like-a-*
curtain-of-water

     *

—but the wall // like the afternoon // burning
down

[Body Farm] [Soul Photograph] [Filtered Light]

after Sally Mann

        —my fear is this one skull // veiled bride // grimace
& kiss
—cool socket of eye leaking a blackness I dip my own
eye in
to know the sting of loving // so the curtain between us
is double-embossed
—teeth matching teeth // crater of nose to razored hollow
—I have kissed the dead //
I have mistaken such action
for *presence* // have shouted *amen* with eyes closed
then sat back down
—chilled pew // head scraped clean as a rafter

        (the way a lullaby scrapes
clean the head of a heat-rashed child
—panicked to sleep
—but not sleeping // just riding his own cooling // breathlessness)

[Her Mother Canned but Q Prefers the Casserole]

          —her mother canned but Q prefers the casserole // one
glass baking dish // one bag // Idaho whites //
one can // Campbell's cream of mushroom soup // one can //
       gelatinous Spam
—like that horror film monster
the children watch // *20 Million Miles to Earth* // then knife //
then oven // then spoon // & *it is*
served

          —a milky tray of sustenance that resembles drowned
          poker chips // last pot // all in
       —the vegetable // frozen // canned // dots of skin & chipped
          crayon

—meanwhile // her mother cans // the tomatoes like boiling
hearts she skins when they are cool //
jar & jar & jar // as in a museum // blood still coming out of her &
stacked in the dark

          —the *exchange* // farm
        labor for laminate // callous
        for manicured nail
       —freezer // morgue & storage
       —smell of bleach // lemon

*

—what his body does // it shits // it smokes // it preens

(she balances the checkbook)

—how his body smells // mix of perspiration & blunted
aftershave

(she does the shopping)

—why he cries // because work is hard
and/or tedious //
because *martini* //
martini // *jackass*

(she folds as he talks // she
irons // she
pulls toys from

the children's
mouths)

—how he leaves for work // with the car // on time // hungover

(she keeps some of the grocery
money for lipsticks //

gum in her purse

             —breath

      is a rose // Q thinks // smile a blossom)

   *

—[PHOTO SHOOT] // it doesn't matter where // Piggly Wiggly //
Woolworth's // Younkers // it's the legs
getting out of the car that matter //

           that first glimpse below
             the knee // today

a pair of maroon cotton ankle pants // cigarette style // with
   stirrups
—shoes // a pair of chartreuse Mary Janes with kitten
heels & a bow

         —that first step // lovely // toes
             pointed //
           ballerina-inspired

—& when she stands // an explosion

        —a cotton blouse in bled-out oranges
          & yellows // all
           flowers // no

reds today // the reds are on the lips //
& in the cat-eye knockoffs

                                  —how she enters a building equally
                                                    stunning //
                                           how she considers
                                    the goods & services

           *

        —[MONTAGE] // weekend // second unit work // she
has the car // she's
cheating again // letting a salesman hold a second or two too long a
        stocking-ed heel

                                                  —but not
                                      buying // maybe

later buying // turning a tomato in her hands //
setting a package of bloody thighs
where a child might sit

           *

                                      —later // paying // the dollars
seem unreal to her // as if a Chinese lantern had come apart
in her purse // or a child's kite //
                      or a parade // & this—its dull confetti

[Alzheimer's] [Anatomy of an Action as Lost Text]

she *blinks*—

(I smell papyrus burning // not

one great fire // but fire

driven by coup

—rebel specks in the blood // revolutions)

                                        hands caged

                        in sunlight

(or just old scrolls // crumbling

brains in a heap

—no way to copy the code // the Q document

gone // Sappho

gone // *Inventio Fortunata* gone //

but the whirlpool there

—the Arctic)

                        fingers

(disconnected pieces of land)

                                        blued // bloodless

(—unmoored // the compass

pivot) eyes

wild   (all vector stripped from them)

[Body Farm] [Aria] [A Forensics]

                               —that I will be feast // *yes* //

that I will bank

& glide // *yes*

                 —gut of a maggot // gut

of an ant // & then later // again //

gut

        of an ant // for *I will be colonized* // I will be

slaughtered

by hardened // biting mouthparts

                          —an odor

of raspberry in the weeds //

rank & pungent & sweet // I will soil soil // acidic and/or

alkaline //

I will burn & feed //

[MOOD SWING]: rain // [MOOD SWING]: sun or shade

—& if caged I will not be mutilated // I will not be shallow-graved //

burned in a heap //

buried with others

                —I will teem & roil // I will *house*

[Q Seeks the Dragon in Her Brain // but Finds a Scrawny Cat Instead]

        —Q seeks the dragon in her

brain // but finds a scrawny

cat instead // it is her daughter // at the back door again

—bubble of screen with a nose in it //

gridded // scaled flesh //

streak of snot

glistening // the children have fashioned from a blanket

a tent & are playing rough // a stray

elbow has smacked her face //

        & so she thinks

        drowning the child

in her arms is the cure // love is the cure // but heats

a rag instead

—lukewarm to melt the blood // rough weave to abrade the skin

—this is how

to build a thing immortal // bare-chested girl stripped down

to underpants

        —sobbing // backhanding a nostril // eyes

already turning a brother

to stone

   —the frame's the same but her response is a function of the
moment & so she says *no*
—& so it is *father-in-the-car-alone-with-the-kids-for-ice-cream* //
their bodies
popping as in a toy // youngest in the oldest's lap //
daughters in the backseat
unhinged
as astronauts // they have a ways to go // there are hills &
curves //
an intersection they will have to enter *blind*

        —& so she closes her
eyes to quiet the house // light switch there
turned *off* // television *off* //
window fan // *off* //
driveway blasting a sunken floor of heat
—sound
      of a sprinkler rushing through air like an ocean wave

  *

—pre- or post-apocalyptic //
Q can't say

  *

16

—[TABLEAU] // silent film technique // Q at a kitchen
window //

square of stasis

—the scene // children at the far end of the yard // a swing set

—they have pendulums in their lungs & so they kick

at sky // then pump the rut

—no sound // Q has turned the squeaking chains into birdsong

—she can almost see the apparatus as a camera

in the dark

—one of those pop-ups

—each child finally flung // exhausted // to the ground

like a piece of film // ghost snapping

into focus // animated

with reagent

—until each one staggers // white arms flashing // back to the house

*

—then last hug // no lullaby // Q lets her oldest put
the youngest to sleep

—tincture of Vicks on a pillowcase // pile of week old clothes in
a heap

—one child snuffling // curled in on herself // as if she
were an egg with an engine inside her // & an open throttle

[Fincher-esque]

                         I was not cold // I was not distant // I was a
machine that observed well // mornings //
so when he craned
to scan the soft flesh // I craned & pawed // imagined
the blonde grains gone // the smoothed perfection
—& when
the blade bit // I bit // I tilted // zoomed
—his eyes
were still alive then // as warm as farm-gathered eggs
—bloodshot membrane // *chalaza* //
tethering gray-blue dots //
so when he rubbed at the weariness there // I rubbed //
& when they powered down & snapped
I let my own lenses snap
—I was not a gun saying *no* // cold bullet of
son // give me everything you own //
I was skeletal // mechanical
—I loved that he smoked when he shaved // deep drag
ghosting lungs // *seek the stupor*
—then *puff* across the blade // as if to bless it
[AUDIO ON]: faucet dripping as if from an opened vein

18

[Body Farm] [Soul Photograph] [Mirror Image]

after Sally Mann

        —she tears at the edges // she is torn
feather
—a wedge of evanescence
—*skin* as bride & *skin*
as gown // the long elegant hose of the neck mirrored
in black water

        —& if she is blood
in throat // then *blood*
in throat //
& if she is swan then *swan*

(—though blood // like wind & rain & swan // is a flame & a planting)

[Q Takes a Lover & It Is Christian Bale // Circa 2004]

       —Q takes a lover & it is Christian Bale // circa 2004 // *The
Machinist* // the gap
between his body // her mind // a bone wing
on a bathroom floor
       —it's criminal // her love //
an abuse //
but the dieting—water // one apple //

            one cup of coffee per day
is the beauty // the mirror
—& the whiskey // the skill of the acting // the fine sheen coating the
glass
—she watches again & again // alone //
late afternoons // her *method* // her
diuretic // her sweet wound
       —she is practiced // her dreams precise
—she thinks // *if like desired // if so coddled // she could love him good*

    *

       —Q investigates the tragic & finds the horror // the gorgons //
the psycho biddies // disaster
porn
—the hellcat // the harridan // the crone
—she mutters *Streisand* in the dark & thinks of little dogs // or *Garland*

        & a diet of

chicken soup & pills

—for pep // to keep her skinny // this cash cow

—& then the voices ringing through //

always the voices //

in the dark she sets their records on the spindle & then rolls the tape //

                                                  begins *her* singing //

                                                      cassette wheels

squeaking like bad

dialysis // impure product

                                                    —her notes waver

—for better bloods

—these are

women she could share an eye with // *good bitches* // & so she mimes

the divas // *thank*

you // *thank you*

—then watches the vanity fill with shadow // & then the shadow of a

        bird

     *

—[SIGHTINGS] // Q faces the children & threatens to leave
—this is the Emmy-Tony-Oscar moment //
first take // improv
—but it's clear she has it // she can channel
the character's
root note with just her face //
the script
is meaningless // it's all in the breath & the howls

                              —she is hurting // they have hurt her
                                    & she is letting them
                                    know // one hand

like a wind-smacked bird reaching for the door

—they are a perfect troupe // they are nearly stoic
in their movements
so it is her igniting the scene

                              —& then that beautiful *yes and*
                                    to drive the process

—a two-shot // from across the room //
oldest child

                              flinging her the keys // *cut*

        *

22

—dinner is exceedingly quiet // all close-ups & down-turned eyes //
clean // precise movements
with hands
& teeth //
she has choreographed
the scene // their behavior is synchronized // but poorly acted
—too much nuance // too much film-style twitching

—so *cut* //
cut!

[Body Farm] [Soul Photograph] [Striated Light]

after Sally Mann

                    —moon is no less viscous than this woman's flesh

—stage one // self-

eating //

done // body now in leaked-enzyme-bloat

—right nipple hidden in fattened wrist

—ligature

of bracelet and/or chain

and/or wire and/or live corded thing claiming skin

—first

pull down // body rhymed to star

—volatile fatty acids still in the dermis // white dwarf

still to come

                    (skeletal // celestial)

—rat signature still to come // grease in the marrow //

then bone // gnawed

            (bone)

—cycles of blood & foam & snow & teeth

                              (as if time were

                                  a pearl

                  —when time // all along // is the venom not even there)

[Schema] [Blow Fly] [A Forensics]

       —& then I was *fly blown* // overrun by gentles
—root
of tongue raging tempest
—ear // eye // wound // ring of anus // finally // fully //
soul-kissed
—blessed I was by this // mind spinning
—a needle prick of sense
—strand of hearing inside a fly's *buzz* // maggots //
like burst intestines //

                        churning the undersound
—then little rags on hooks in the mouth // bits
of fatted kite
leaf-cuttered home // a debridement & new marriage
—stalled blood pooling in a broken window frame of blush

[Marriage Is the Abattoir & a Girlfriend Just Another Set of Lips to Smoke With]

—marriage is the abattoir & a girlfriend just another set of lips
to smoke with // see a movie with // trade Bond girl photos with
—that's what
                    the négligée's for
—husband in a funk // he can't tell what he loves //

                                                    beer // clubs // or
                                                        the pretty
                                                girls their daughters

bring home // smelling of cigarettes & chewing gum // drifting //
angular //
across the rec room // tank top // shredded cut-off //

                                                        leg &
                                                leg // slender arm

—Q laughs & says to herself the hottest things a man can say to a
            woman
in bed

                                                —*yes // her name // tight*
                                                        & wet //

26

you // cock // need &
come //

but nothing happens //
sun sets // water runs // the television bores a hole in the wall
—girls dull inside their brilliance // only Q // on her feet // in the
kitchen // remains

alluring

*

—libido dies // so how cull
pleasure // libido
burns like a strand of gold in the brain // body

shocked out of dream // dead
sleep //

to ache & urge

—moon—*hand* // air
—*hand*

—in a room // alone
—what is it they say about the body
esteemed

*

—she lays a long time in the shape she's worn between the covers //
                                              sleeps fitfully // wakes
                                                              fitfully

—car lights burning windows // 4 AM // on a far wall

                                              —ceiling curing // she
                              stirs // to a photograph of skin

        *

            —then lens snap // the Fresnel // *gameshowthemesonggong* //
that one actress in the comedy Q watches at 11:30

                                        —the day pivoting // body
settling // each dull pain's groove

        *

                              —if fire cleanses how is it smell
remains // his ashes
in the ground
like a book // a fat book now nothing &
well // nothing
so she burns a photograph // burns a shirt // but if fluid leaks //
if carpet fiber //
she gives away the rings to melt // bag

of ties like a bag
of snakes //
row of suits // long abandoned // still leaking glad hands // runnels
of lint
& dander

—she will scour the rest // she will let it dry // she will

                                                    begin

      *

again

    —a body on fire

(there's a rope she pulls if she falls at toilet // her
own smells appall her
but the scars are divine // stent in the heart // stitched
intestine //
she knows balance is a wire from here to there that // some day // will cut her
& yet she walks
—she's hungry // she thinks broth *// she will let it cool awhile before she tastes*
it // the surface
coalescing in the bowl to mirror or pearl //
—spoon cold in her hand like a lover's touch)

no one carries off

[Zona Pellucida]

        —Mother // I have blessed us // I have taken
father's dress
& given it to Jesus
—father doesn't need it anymore // he can be boy again
with just his body //
that heaven-chilled wound // *sorrow* //
which to us was *harm* //
now a sail of breathing // different harbor // *zona*

pellucida
        —he's new worm now // soul static // speck
of blood for a heart

—& so this *glyph* // which is not revenge // but prayer //
believing only in the cell's half nothings // zero
& zero &
zero dividing
—when he's fully boned // kited // in full possession
of his eyes //
may the gloved hands there // faces
shadowed // briefly brace with adoration // & encircle him

[Body Farm] [Soul Photograph / Double Exposure] [Late Light]

after Sally Mann

—silk & honey the hair is after so much rain //
but not
the skin // the skin is coral // leaf-torn
& bee-pitted //
humped up & sloping to where the neck is vapor
—slag
bone from the whittling down of marrow // down
to where it is scarfed
in melt
—no ore // just seepage // run-off

(though the face // the face stays
waterfall // alive // like moss or fog // in flow)

(it bubbles out // this music //
pure abandon
—a burned
mouth kissing burned earth // shape of fire just before the singing)

Notes

[Alzheimer's] [Anatomy of an Action as Lost Text]: The Q Document "refers to an early written source about the life of Jesus that, it is alleged, Matthew and Luke drew from when writing their Gospels" (David Utsler, "The Q Document," *Catholic Exchange,* September 2006).

"The *Inventio Fortunata* sometimes written the *Inventio Fortunae* (likely a mistaken amendment by an over anxious sixteenth-century author) is one of the most extraordinary documents NOT to come down to us from posterity. It was written in the fourteenth century, either at sea or in England, by a friar for the King of England, Edward III, and it describes an unlikely adventure in the north of the Atlantic" ("The *Inventio Fortunata*: A Lost Medieval Journey to the Arctic North," *Strange History,* November 2012).

The [Body Farm] poems: see https://www.sallymann.com/body-farm/

[Fincher-esque]: Chalaza is either of two spiral bands in the white of a bird's egg that extend from the yolk and attach to opposite ends of the lining membrane.

[Marriage Is the Abattoir & a Girlfriend Just Another Set of Lips to Smoke With]: "The 10 Sexiest Things You Can Say to a Naked Woman" (Zeynep Yenisey, *Maxim*, December 2017).

[Zona Pellucida]: The strong membrane that forms around an ovum as it develops in the ovary.

ACKNOWLEDGMENTS

Thanks to the editors of the following journals where the following poems, or earlier versions of them, first appeared:

> *Salamander*: "[BODY FARM] [SOUL PHOTOGRAPH / DOUBLE EXPOSURE] [LATE LIGHT]"

> *Under a Warm Green Linden*: "[ALZHEIMER'S] [ANATOMY OF AN ACTION AS LOST TEXT]," "[ALZHEIMER'S] [RAW FOOTAGE] [EARLY AFTERNOON]," "[FINCHER-ESQUE]," "[MARRIAGE IS THE ABATTOIR & A GIRLFRIEND JUST ANOTHER SET OF LIPS TO SMOKE WITH]," & "[ZONA PELLUCIDA]"

Special thanks to Tom Larter, Kimberly Ann Priest, & Andrew Collard for friendship and feedback as these poems came together. Thanks also to Kalli Dempsey & Windwalker Underground Gallery for performance space to work through the early drafts.

Thanks also to Tricia Butski for the amazing cover image. And thanks to Christopher Nelson and Green Linden Press for their faith in the poems & for designing such a beautiful book.

About the Poet

Dennis Hinrichsen's most recent book is *Skin Music*, winner of the 2014 Michael Waters Poetry Prize. His previous books include *Rip-tooth* (2010 Tampa Poetry Prize), *Kurosawa's Dog* (2008 FIELD Poetry Prize), & *Detail from The Garden of Earthly Delights* (1999 Akron Poetry Prize). Other awards include the 2015 Rachel Wetzsteon Chapbook Prize from *Map Literary* for *Electrocution, A Partial History* as well as the 2016 *Third Coast* Poetry Prize & a 2014 Best of the Net Award. From May 2017– April 2019 he served as the first Poet Laureate of the Greater Lansing Area.